THÈSE

POUR

LE DOCTORAT EN MÉDECINE.

Présentée et soutenue le 19 mai 1854,

Par JULES ÉVANNO,

né à Hennebont (Morbihan).

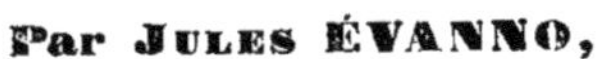

DE LA RÉTENTION DU PLACENTA

APRÈS L'EXPULSION DU FOETUS A TERME,

ET DE LA DÉLIVRANCE ARTIFICIELLE.

Le Candidat répondra aux questions qui lui seront faites sur les diverses parties
de l'enseignement médical.

PARIS.

RIGNOUX, IMPRIMEUR DE LA FACULTÉ DE MÉDECINE,
rue Monsieur-le-Prince, 31.

1854

1854. — *Évanno.*

FACULTÉ DE MÉDECINE DE PARIS.

Professeurs.

M. P. DUBOIS, DOYEN.

MM.

Anatomie	DENONVILLIERS.
Physiologie	BÉRARD.
Physique médicale	GAVARRET.
Histoire naturelle médicale	MOQUIN-TANDON.
Chimie organique et chimie minérale	WURTZ.
Pharmacie	SOUBEIRAN.
Hygiène	BOUCHARDAT.
Pathologie médicale	DUMÉRIL. / REQUIN.
Pathologie chirurgicale	GERDY. / J. CLOQUET.
Anatomie pathologique	CRUVEILHIER.
Pathologie et thérapeutique générales	ANDRAL.
Opérations et appareils	MALGAIGNE.
Thérapeutique et matière médicale	GRISOLLE, Examinateur.
Médecine légale	ADELON.
Accouchements, maladies des femmes en couches et des enfants nouveau-nés	MOREAU.
Clinique médicale	BOUILLAUD. / ROSTAN. / PIORRY. / TROUSSEAU.
Clinique chirurgicale	. . . . / VELPEAU. / LAUGIER. / NÉLATON.
Clinique d'accouchements	P. DUBOIS, Président.

Secrétaire, M. AMETTE.

Agrégés en exercice.

MM. ARAN.
BECQUEREL.
BOUCHUT, Examinateur.
BROCA.
DELPECH.
DEPAUL.
FOLLIN.
GUBLER.
GUENEAU DE MUSSY.
HARDY.
JARJAVAY.
LASÈGUE.

MM. LECONTE.
ORFILA.
PAJOT.
REGNAULD.
RICHARD.
RICHET.
ROBIN.
ROGER.
SAPPEY.
SEGOND.
VERNEUIL.
VIGLA, Examinateur.

A MON PÈRE, A MA MÈRE.

Amour et dévouement sans bornes.

A MES FRÈRES, A MA SŒUR.

Amitié inaltérable.

A MA FAMILLE.

Je remercie M. l'abbé GAUDAIRE de l'intérêt qu'il m'a toujours témoigné, et je le prie de vouloir bien recevoir ici
l'assurance de mon profond respect et de ma reconnais-
sance.

DE LA

RÉTENTION DU PLACENTA

APRÈS L'EXPULSION DU FOETUS A TERME,

ET

DE LA DÉLIVRANCE ARTIFICIELLE.

L'enfant a quitté le sein maternel, pour vivre indépendant désormais de celle qui l'a conçu. La femme, ne songeant plus qu'au bonheur d'être mère, oublie dans un moment de calme ses horribles souffrances pour ne plus penser qu'à son enfant ; elle n'a cependant pas échappé à tous les dangers qui accompagnent le pénible travail de l'enfantement.

L'utérus renferme encore ces organes temporaires qui servaient de protection à l'enfant, et faisaient arriver jusqu'à lui les matériaux nécessaires à son développement, matériaux qu'il ne pouvait puiser ailleurs, et que la mère devait lui fournir pendant la vie intra-utérine. Une fois l'enfant expulsé, la mission de ces organes est remplie, et le tout comprenant, sous le nom de délivre ou d'arrière-faix, le placenta, les membranes et le cordon ombilical, doit sortir de la matrice, près de laquelle il ne joue plus que le rôle de corps étranger.

Cette expulsion, qui est le complément, la dernière période de la parturition, a été appelée *délivrance*. Le plus souvent, elle s'effectue par les seules forces de la nature ; l'utérus, déjà rétracté, se contracte de nouveau, se durcit, achève de rompre les derniers liens qui retiennent encore le placenta, et, aidé de la contraction des muscles abdominaux, il lui fait surmonter la résistance que peut offrir le col ; aussi bientôt on le sent tomber dans le vagin.

Ici nouveau temps d'arrêt, car la contractilité de ce canal est bien faible comparativement à celle de l'utérus ; et d'ailleurs sa sensibilité est tellement émoussée par suite de la pression de la tête sur ses parois, comme le fait judicieusement observer M. Cazeaux, que le placenta peut y séjourner, même plusieurs heures, sans déterminer le moindre effort d'expulsion.

On sera donc exposé, si on laisse tout à la nature, à attendre non pas vingt-cinq à trente minutes, comme le prétendait Clarke, mais bien une heure ou une heure et demie comme le prouvent les expériences de M. P. Dubois.

C'est pour éviter à l'accouchée ces heures d'angoisse (car elle se considère encore comme exposée à de nombreux dangers, et cette anxiété peut au moins avoir une fâcheuse influence sur son état) que l'art vient en aide à la nature, et que, par des tractions méthodiques et modérées, l'accoucheur fait successivement traverser au délivre le col, le vagin et la vulve. Ces manœuvres, admises aujourd'hui par tout le monde, font partie de ce que l'on nomme *délivrance naturelle.*

Malheureusement la nature n'est pas toujours aussi bienveillante, et bien que ces cas soient rares, il en existe néanmoins dans lesquels différentes causes viennent arrêter l'expulsion de l'arrière-faix ; l'on dit alors qu'il y a *rétention du placenta.*

Un singulier hasard plaça sous mes yeux deux cas de ce genre, dès les premiers jours de mes études médicales. J'étais encore trop inexpérimenté pour pouvoir bien observer de semblables faits, et même pour comprendre ce qu'un professeur éclairé put nous dire à ce sujet ; mais ce qui me frappa, ce fut l'issue malheureuse qui nous avait été pronostiquée, et qui ne tarda pas à se réaliser.

Ces deux faits, et quelques autres semblables que j'ai pu observer depuis, m'ont décidé à étudier un peu plus à fond un accident
qui ne se voit que rarement à Paris, grâce aux soins éclairés que
reçoivent en général les femmes en couches, mais qui se présente
bien plus souvent dans nos campagnes, où l'on peut, je crois, en
accuser, la plupart du temps, l'impéritie et la maladresse de ces
matrones exerçant sans brevet la profession de sage-femmes.

De la rétention du placenta après l'expulsion du fœtus à terme,
et de la délivrance artificielle: tel est donc le sujet de ce travail que
je viens présenter aujourd'hui à l'indulgence de mes juges. Ce n'est
pas en quittant les bancs après cinq années d'études, que l'on peut
venir parler en homme d'expérience et avoir la prétention de dire
du nouveau; ce que je dirai, je l'emprunterai aux savantes leçons
de mes maîtres ou à la vieille expérience d'un père qui voudra bien
encore, je l'espère, diriger, par ses sages conseils, mes débuts dans
la carrière médicale. Puissé-je au moins avoir fait preuve de bonne
volonté, et obtenir les suffrages de ceux qui voudront bien voir
dans cette thèse la preuve d'un travail consciencieux!

Dans une première partie, je considérerai les différentes causes
de la rétention du placenta, et le traitement qu'il convient d'apporter à chacune de ces causes.

Dans la seconde, je traiterai de l'absorption et de la résorption
putride du placenta.

Enfin, comme conclusion, je dirai quelle doit être en général
la conduite du médecin en pareille circonstance.

PREMIÈRE PARTIE.

DES CAUSES DE LA RÉTENTION DU PLACENTA ET DE LEUR TRAITEMENT.

On peut admettre six causes de la rétention du placenta ; ce sont :

1° L'inertie de la matrice ;

2° La contraction spasmodique de l'orifice utérin ;

3° Le volume excessif du placenta ;

4° La rupture du cordon ombilical ;

5° Les adhérences anormales du placenta ;

6° Son chatonnement.

1° INERTIE DE LA MATRICE.

Après l'expulsion du fœtus, l'utérus, en vertu de sa rétractilité, revient généralement sur lui-même, et forme, dans la partie sous-ombilicale de l'abdomen, une tumeur globuleuse, dure et résistante, que la main de l'observateur, placée sur le ventre de la femme, n'a pas de peine à percevoir. C'est cette rétractilité, aidée de quelques contractions utérines nouvelles, qui achève de détacher le placenta et les membranes, puis les expulse ; c'est elle encore qui, par le froncement du tissu utérin, ferme les orifices béants des vaisseaux utéro-placentaires déchirés, et met ainsi obstacle à une hémorrhagie qui ne tarderait pas à être mortelle pour la mère. Toutefois ce phénomène normal peut manquer, et alors il y a ce que l'on nomme *inertie*.

L'inertie peut tenir à un état général de la femme ou à une modification particulière de la matrice elle-même.

Pour ce qui est de l'état général, on a prétendu que l'inertie s'observait surtout chez les femmes lymphatiques, chez celles qui sont épuisées par des maladies antérieures ; puis, dans un cas tout opposé, chez des femmes à tempérament sanguin et pléthorique, surtout celles qui négligent de se faire saigner sur la fin de leur grossesse.

Bien des auteurs croient cependant qu'il ne faut pas donner une trop large part à ces causes générales ; et en effet, combien de fois n'a-t-on pas vu des femmes, à une période même avancée de la tuberculisation pulmonaire, avoir de très-bonnes contractions et accoucher très-promptement ? Le tempérament sanguin et pléthorique semblerait plutôt devoir mériter ce reproche ; dans ce cas, l'inertie vient de ce que tous les efforts de la femme s'épuisent contre la résistance du plancher du bassin.

Les causes qui proviennent de la matrice elle-même sont beaucoup plus nombreuses et beaucoup plus fréquentes ; ce sont : 1° une distension trop considérable de l'utérus, par suite d'une hydropisie de l'amnios ou de la présence de plusieurs enfants dans la cavité utérine ; l'on comprend, en effet, que les fibres, après avoir été distendues outre mesure, restent comme frappées de stupeur et éprouvent une certaine difficulté à revenir sur elles-mêmes ; 2° un travail long et pénible, quelle qu'en soit la cause, car il épuise la contractilité des fibres ; 3° la déplétion trop rapide de la cavité utérine, par suite d'un bassin trop large ou de tractions que des mains maladroites et ignorantes exercent trop souvent sur la tête de l'enfant ; aussitôt qu'elle a franchi la vulve ; 4° enfin un grand nombre de grossesses antécédentes.

Diagnostic. — Il n'est pas difficile en général. La main, appliquée sur l'hypogastre de la femme, ne sent pas la tumeur dure, globuleuse, dont nous avons parlé ; on trouve à la place une poche molle, volumineuse, à parois flasques, que l'on a même souvent de la peine à distinguer des viscères du bas-ventre. L'introduction du doigt dans le vagin permet encore de sentir l'orifice mou et sans résistance ; mais ce dernier signe n'a que peu de valeur , car on a vu l'orifice conserver son énergie , le reste de la matrice étant inerte. Un autre signe bien meilleur, c'est l'absence de ces alternatives de contractions et de relâchement qui s'accompagnent toujours , chez les multipares, et quelquefois seulement chez les primipares, de vives douleurs auxquelles on donne le nom de *tranchées.*

Pronostic. — Grave surtout, disent les auteurs, si l'inertie se manifeste après le décollement du placenta ; car la femme ne peut résister longtemps à l'hémorrhagie foudroyante qui se déclare nécessairement ; mais, comme je ne parle ici de l'inertie qu'au point de vue de la rétention du placenta , je dirai que le pronostic ne sera grave qu'autant qu'elle se prolongera assez pour que le délivre commence à subir un commencement de décomposition dans l'utérus.

Traitement. — Comme nous avons reconnu deux ordres de causes, on comprend que le traitement devra s'appliquer aux unes et aux autres.

Les causes générales sont bien difficiles à combáttre, quand on n'a pas pu diriger convenablement l'hygiène de la femme pendant sa grossesse ; cependant, si elle est faible, épuisée, un peu de bouillon, une petite quantité de vin généreux , pourront peut-être ranimer ses forces, mais on ne peut guère compter sur ces moyens. L'inertie, suite du tempérament sanguin et pléthorique, est encore peut-être plus difficile à combattre. Comment saigner, en effet , une femme qui est exposée à avoir d'un instant à l'autre une hémorrhagie des plus graves ? comment la placer dans un bain , où il sera si difficile de la surveiller ? C'est là qu'il faudra toute la perspicacité d'un médecin éclairé et attentif au moindre symptômè.

Arrivons aux moyens de combattre l'inertie, suite d'une modification particulière de l'utérus ; la conduite à tenir variera encore suivant que le médecin sera mandé pour surveiller tout le travail de l'accouchement ou seulement pour opérer la délivrance.

Si le médecin arrive au commencement du travail, il aura soin de combattre, dès qu'il s'en apercevra, la cause qui pourrait amener l'inertie; ainsi, si l'utérus est distendu outre mesure par le liquide amniotique, on aura soin de rompre les membranes avant de laisser l'organe s'épuiser. Ce moyen, recommandé par M. P. Dubois dans les cas d'inertie pendant le travail, peut, je crois, très-bien trouver ici son application comme moyen prophylactique; il faudra toutefois employer les précautions indiquées par le même professeur, et ne pas percer la poche en face de l'orifice, mais bien un peu plus haut, en faisant remonter le doigt entre les membranes et le tissu utérin. Si l'on a affaire à une trop grande résistance du plancher, on appliquera le forceps; on évitera la déplétion trop rapide de la matrice en faisant coucher, dès le début du travail, les femmes dont on suppose le bassin trop large, et surtout on ne se permettra jamais, à moins que la vie de l'enfant ne soit compromise, de tirer sur la tête ou toute autre partie qui aura franchi la vulve; on la soutiendra seulement en tâchant de réveiller les contractions, si elles se font attendre. Enfin, chez les femmes qui ont eu déjà beaucoup d'enfants, et qui par suite sont plus prédisposées à l'inertie, on devra, au moment où l'on suppose que le travail va bientôt finir, administrer quelques grains d'ergot de seigle, comme le conseille encore M. le professeur Dubois.

Mais, s'il ne reste plus que le délivre dans l'utérus quand le médecin arrive, on ne pourra plus là s'attaquer à la cause; il faudra s'attaquer au fait lui-même, à l'inertie. Une foule de moyens se présentent alors à nous : ce sont les classiques frictions sur l'abdomen; le massage de l'organe à travers les parois abdominales, recommandé par M. Velpeau; la titillation prolongée du col, préconisée par Levret et Puzos; les applications froides sur l'hypogastre et les cuisses, le lavement de séné de M. Trousseau; enfin on a vanté les toniques, les injections d'eau froide dans l'utérus et dans la veine ombilicale, mais par-dessus tout le seigle ergoté.

C'est là en effet le moyen sublime, dont le pouvoir, en pareil cas, est pour ainsi dire héroïque. M. le professeur Dubois le prescrit à la dose de 2 grammes, divisée en six paquets, à prendre toutes les cinq minutes, dans aussi peu d'eau que possible, afin d'éviter qu'il soit vomi. On doit se servir de poudre récemment préparée; car cette substance, un peu ancienne, ne tarde pas à perdre toutes ses propriétés, et à devenir complétement inerte.

Enfin, si tous ces moyens échouaient, chose qui est bien rare sans doute, mais que j'ai vu arriver cependant, que faire alors?

Mme Lachapelle, qui ne voulait reconnaître à l'ergot de seigle aucune vertu dans les accouchements, après une série d'expériences malheureuses, n'hésitait pas à porter la main dans l'utérus pour en extraire le placenta et les caillots. Il fallait sans doute toute l'habileté de la célèbre sage-femme pour faire de ce procédé une règle de conduite; mais voici ce que j'ai observé moi-même dans un cas dont j'ai été témoin : Une femme, dont l'accouchement ne présenta rien de remarquable, ne put être délivrée immédiatement faute de contractions; comme il se faisait une écoulement sanguin faible, mais continu, on ordonna l'ergot de seigle. Était-il de bonne qualité? c'est ce que j'ignore, mais j'étais en droit de le penser; toujours est-il qu'il resta sans effet, la perte continua. Comme, au bout de douze heures, la faiblesse de la femme, qui augmentait toujours, faisait craindre qu'elle ne succombât, l'accoucheur se décida à porter la main dans l'utérus; il y pénétra sans difficulté, décolla le placenta avec précaution, en commençant par un côté, dont une partie était déjà pendante, mais il n'acheva de l'extraire qu'après avoir senti le fond de l'organe venir s'appliquer sur sa main au fur et à mesure qu'il entraînait le délivre.

Ne pas exercer de tractions immodérées sur le cordon, de peur de renverser la matrice ou de produire une hémorrhagie mortelle, par suite de la rupture des vaisseaux utéro-placentaires : rien de plus juste ; mais je crois que le décollement opéré avec la main, de la manière et dans les conditions que je viens d'indiquer, ne présente rien que de très-rationnel. D'ailleurs la main dans l'utérus est un corps étranger qui a bien des chances de mettre en jeu la rétractilité de l'organe et de faire cesser l'inertie.

2° CONTRACTION SPASMODIQUE DE L'ORIFICE UTÉRIN.

Lorsque, vaincu par les **contractions** utérines et les efforts des muscles abdominaux, l'orifice du col a livré passage à l'enfant, il reviendra sur lui-même, comme le reste de la matrice, et, d'après les lois générales de la contraction de cet organe, il se resserrera plus vite que ne le feront les autres parties, lui qui a été déjà fortement appliqué sur le cou de l'enfant. C'est cette rétraction qui, poussée au delà d'une certaine limite, peut mettre obstacle à la sortie du délivre.

M. Stoltz admet la prédisposition de l'organe parmi ses causes ; on cite encore la pléthore, des manœuvres inopportunes pratiquées sur le col, et surtout l'abus des remèdes excitants, et en particulier de l'ergot de seigle, avec lequel on peut en quelque sorte surmener la nature.

Le siége de cette contracture spasmodique est en général l'orifice interne. Pour le spasme de l'orifice externe, beaucoup d'auteurs en ont nié l'existence ; cependant le savant professeur de Strasbourg dit l'avoir rencontré. Du reste il ne peut opposer qu'une résistance bien faible à la sortie du placenta.

Voici la description que donne M. Guillemot du spasme de l'orifice interne : «Si l'on porte la main dans la matrice, on découvre dans le vagin un col défiguré au point qu'il ressemble à une portion flottante du gros intestin. A 12 ou 15 centimètres au-dessus, le doigt rencontre une espèce d'étranglement, qui est l'orifice interne froncé et presque entièrement fermé. Suivant Mme Boivin, le col utérin, dans cet état de flaccidité, pourrait avoir de 13 à 15 centimètres de longueur sur 11 ou 13 de diamètre. Au-dessus de cette partie ré-trécie, se trouve la cavité du corps, dont les parois, embrassant le placenta, sont quelquefois fortement rétractées, et d'autres fois, au contraire, dans un état d'inertie plus ou moins complète. La cavité utérine s'est ainsi partagée en deux portions. Lorsque la portion supérieure s'est contractée de toutes parts sur le placenta, ce qui est le cas le plus ordinaire, elle n'offre plus que la moitié du volume de l'organe en totalité, de sorte que le rétrécissement, quoique siégeant à l'orifice interne, se trouve cependant situé à peu près à la partie moyenne ; c'est ce qui a pu faire croire à plusieurs accoucheurs qu'ils avaient affaire à une contraction irrégulière du corps de l'utérus. » Tel est le phénomène qui donne à l'utérus la forme d'un sablier, et que les accoucheurs anglais ont désigné sous le nom de *hour-glass*.

Voici à quoi on reconnaîtra le resserrement de l'orifice interne : au bout d'un quart d'heure en général, les douleurs reparaissent chez une femme qui vient d'accoucher ; le palper abdominal constate la rétraction de la matrice, et le toucher donne les signes que nous venons d'énumérer d'après M. Guillemot. Du reste, pas d'écoulement sanguin, puisque les vaisseaux sont comprimés par la rétraction utérine. En un mot, spasme continu, tonique, souvent indolore, et dont la femme n'a généralement conscience que quand on cherche à le vaincre ; tels sont les caractères de la contracture du col.

Traitement. — Comme il n'est pas dans la nature du spasme de durer longtemps, dit M. le professeur Velpeau, s'il n'y a aucun accident à compliquer le resserrement de l'orifice utérin, on devra attendre ; c'est du reste ce que fait la majorité des praticiens.

Mais, après deux ou trois heures d'expectation, il ne faut plus compter sur les seuls efforts de la nature, et l'on doit agir ; M. Dubois conseille même de ne pas attendre plus d'une heure pour attaquer la cause de la contracture.

— 15 —

Si le spasme tient à un état pléthorique de la femme, il y aura
grand avantage à pratiquer une saignée assez copieuse ; elle pro-
cure bientôt la résolution de l'éréthisme.

Chez une femme nerveuse, on aura recours à toute la série des
antispasmodiques. Les injections de jusquiame et de belladone sem-
blent avoir très-bien réussi entre les mains de M. Stoltz ; les onctions
avec la pommade belladonée, les fumigations aromatiques très-
chaudes, ont encore suffi quelquefois pour ramener la souplesse du
col ; enfin l'anesthésie locale pourrait peut-être aussi rendre quelques services. Mais, de tous ces moyens, le meilleur est certainement l'opium administré en lavement : 10 gouttes de laudanum
de Sydenham pour chaque tous les quarts d'heure, jusqu'à effet
suffisant ; on peut ainsi atteindre la dose de 40 gouttes en quatre
lavements sans aucun danger. Les bains tièdes longtemps prolongés
ont eu aussi leurs partisans ; mais je répèterai encore ici que c'est
un moyen dangereux, à cause de la difficulté de surveiller la femme
pendant le bain.

Tous ces moyens ont échoué, ou bien la coïncidence d'un autre
accident, et c'est le plus souvent l'hémorrhagie, vient compliquer
le resserrement de l'orifice du col utérin ; il n'y a plus à balancer,
il faut introduire la main et opérer la dilatation du col.

L'introduction de la main n'est pas toujours ici une opération
facile, les premières tentatives peuvent rester sans succès ; mais il
ne faut pas y renoncer pour cela, car souvent la vie de la femme en
dépend.

On commence, d'après la recommandation de M. Stoltz, par se grais-
ser la main droite avec de la pommade de belladone ; puis, la femme
étant placée convenablement, la main de l'accoucheur appliquée
sur le ventre pour fixer l'utérus, on pénètre sans hésitation ; car les
tâtonnements ne font souvent qu'augmenter les difficultés. On introduit d'abord un doigt, puis deux, puis trois, et enfin toute la main,
en lui donnant la forme d'un cône ; il faut pousser par un effort

modéré, mais incessant, et non pas par saccades, sans quoi l'on pourrait fort bien amener la rupture de l'étranglement.

M. Cazeaux admet, en cas de rétraction spasmodique du col, trois circonstances différentes qui font varier la conduite à suivre : « 1° Lorsqu'une très-petite portion du délivre est seulement engagée, il faut chercher à la repousser, et pénétrer dans le corps de l'utérus ; 2° si le placenta est étranglé par sa partie moyenne, les doigts, glissant entre lui et le pourtour du col, doivent tirailler petit à petit la partie qui est au-dessus ; 3° enfin, si presque toute la masse placentaire est déjà dégagée, il faut, saisissant toute cette portion, la comprimer fortement, chercher ainsi à réduire par la compression le volume de la partie étranglée, et extraire le tout. »

3° VOLUME EXCESSIF DU PLACENTA.

Ordinairement le poids du placenta est de 500 à 600 grammes, et ses diamètres ont de 16 à 22 centimètres ; on en voit cependant de plus volumineux, mais ces cas sont rares.

Ce sont le plus souvent certaines altérations du délivre qui peuvent augmenter son volume et amener un certain retard dans son expulsion ; toutefois cela ne saurait jamais constituer un accident sérieux.

Dans les cas de mort du fœtus, le placenta peut, par suite d'infiltration séreuse, présenter un volume considérable ; l'apoplexie placentaire peut donner lieu à des épanchements plus ou moins étendus ; enfin toutes les dégénérescences et tous les produits morbides peuvent s'y développer.

Mais bien plus souvent ce volume excessif du placenta n'est qu'apparent, et dépend des caillots et du sang liquide amassés dans la poche que l'œuf a formée en se renversant, lorsqu'il est tombé sur le col. M. Velpeau cite plusieurs faits de ce genre.

On peut soupçonner cet accident quand l'utérus est suffisamment rétracté, avec de bonnes contractions, et qu'en même temps le toucher indique que le placenta est décollé et engagé dans un col qui se laisse facilement dilater ; il n'y a ni inertie, ni contracture, ni adhérences ; il est probable que c'est un placenta volumineux.

Les contractions, aidées de quelques tractions pratiquées suivant l'axe du détroit supérieur, ou, ce qui revient au même, suivant la direction de la matrice, suffisent le plus souvent pour amener le placenta au dehors ; cependant, si après quelques efforts l'on ne parvenait pas à l'extraire, et si l'on sentait le cordon céder, il ne faudrait pas insister davantage, et aller avec la main à sa rencontre pour l'extraire tout entier. Si le volume anormal semblait dû à une accumulation de sang dans la poche formée par les membranes renversées, il faudrait les déchirer si elles étaient à la portée du doigt, sinon perforer le placenta lui-même, pour donner issue à la partie fluide du sang, et après avoir ainsi diminué sa masse totale, favoriser son expulsion.

4° RUPTURE DU CORDON OMBILICAL.

Le cordon, composé des trois vaisseaux ombilicaux contournés en spirale et réunis par des membranes solides, peut résister à des tractions assez puissantes ; cependant il est des cas où il ne présente pas toutes ces conditions de solidité.

Quelquefois les trois vaisseaux se séparent avant d'arriver au placenta et vont s'y perdre isolément ; alors les tractions portent sur eux les uns après les autres, et l'on comprend qu'ils cèdent plus facilement que quand ils sont réunis. D'autres fois le cordon s'insère sur le côté du placenta, au lieu de s'insérer sur le centre (*placenta en raquette*) ; tous les efforts se concentrent alors sur sa racine, qui cède avant de les avoir transmis au délivre.

Le cordon peut encore être putréfié, ce qui a lieu quand la femme est accouchée d'un enfant mort depuis un certain temps ; il peut aussi n'avoir pas acquis tout son développement, et l'on comprend

3

sans peine que dans tous ces cas , il ne pourra offrir la même résistance.

La conduite à tenir alors, c'est de cesser les tractions, dès qu'un craquement particulier avertira que le cordon va céder. Malgré toutes ces précautions, il peut arriver qu'on l'arrache. Cet accident est bien peu grave, car en général, au bout d'une heure, le placenta sort naturellement, mais, dans le monde, on l'interprète fort mal ; il faudra surtout, autant que possible, le laisser ignorer à la nouvelle accouchée, dont le moral s'affecte facilement en pareille circonstance. On doit ajouter aussi que, s'il survenait un accident grave, nécessitant l'introduction de la main, l'accoucheur serait privé d'un excellent guide pour conduire au placenta. Nous verrons plus tard comment on peut le reconnaître sans cordon.

La rupture peut encore être amenée par la sortie même de l'enfant, quand le cordon est trop court ou qu'il forme des circulaires autour du cou, des membres ou du tronc ; c'est ce que l'on remarque particulièrement chez les femmes qui ont l'habitude d'accoucher debout. Il n'y a là rien de grave, comme nous l'avons déjà dit, et on devra attendre, en tâchant de provoquer les contractions utérines ; cependant, s'il survient un accident tant soit peu sérieux , il faudra introduire la main et achever la délivrance.

5° Adhérences anormales du placenta.

Les opinions des auteurs, au sujet des adhérences morbides, sont de la plus grande divergence : les uns veulent en trouver fréquemment, les autres vont presque jusqu'à en nier l'existence. « Le mot adhérence extraordinaire, disait Baudelocque, est commun dans la bouche des accoucheurs, bien que rien ne soit plus rare ; on masque son ignorance par ces deux grands mots ; on explique par là tout ce que l'on ne peut pas comprendre, faute de connaissance. »

Des faits observés par des hommes du plus grand mérite, Mauriceau , de Lamotte, Smellie, Levret, et plus récemment par MM. Moreau , Jacquemier, Velpeau et P. Dubois, ne permettent plus de mettre en doute l'existence des adhérences anormales du placenta ; mais, pour être vrai, on pourra dire, avec les mêmes auteurs, qu'elles sont très-rares.

De ces adhérences , les unes sont très-peu résistantes et céderont aux contractions utérines ou aux plus légères tractions exercées sur le cordon ; d'autres, au contraire , nécessiteront l'introduction de la main , et quelquefois même ne pourront être vaincues , comme dans le cas cité par Morgagni, qui trouva sur une femme morte le placenta tellement adhérent par une de ses moitiés, qu'il eut de la peine à le détacher même avec le scalpel. Ces adhérences pourront aussi envahir toute la surface du placenta ou bien n'être que partielles, et, dans ce dernier cas, occuper soit le centre du délivre, soit sa circonférence, le centre étant libre.

Causes. — C'est ici que les auteurs sont encore bien plus divisés que sur la question de l'existence des adhérences. Les anciens voulaient que de la surface interne de la matrice partissent des crêtes charnues qui allaient s'enfoncer dans le placenta. L'observation a fait jutice de ces prétendues crêtes.

M. Stoltz a rencontré une adhérence, suite d'une apoplexie placentaire, dont le caillot s'était organisé entre les deux tissus.

D'autres accoucheurs, et de ce nombre est Smellie , ont cherché la cause des adhérences dans les squirrhosités, soit de l'utérus, soit du placenta ; mais l'observation s'élève encore ici contre cette hypothèse. Les dégénérescences graisseuses, les concrétions calcaires et osseuses, invoquées à leur tour, sont également rejetées aujourd'hui.

Adopterons-nous de préférence l'opinion de ceux qui expliquent les adhérences par l'inflammation des surfaces correspondantes de l'utérus et du placenta ? C'est peut-être celle qui compte aujourd'hui le plus grand nombre de partisans. On cite bien en effet quelques cas où des femmes , après avoir reçu un coup à l'hypogastre pendant leur grossesse, ont ressenti une vive douleur qui a persisté quelque temps dans un point limité, et, au moment de la délivrance, ont présenté une adhérence au niveau de ce même point; mais en face de ces faits peu nombreux d'ailleurs, combien en existe-t-il de contradictoires ?

Certainement l'anatomie pathologique nous montrera là une exsudation de lymphe plastique coagulable qui s'organisera, et finira par former des fausses membranes plus ou moins résistantes ; mais, comme le fait judicieusement observer M. le professeur Velpeau, l'inflammation des muqueuses provoque en général une supersécrétion, et se termine bien rarement par l'adhésion de leur surface aux corps qui les touchent ; avant donc d'admettre cette dernière opinion sur la formation des adhérences, de nouvelles recherches sont nécessaires.

Que dire maintenant de ces plaques blanchâtres, fibrineuses, que l'on a prises longtemps pour une dégénérescence du tissu placentaire, puis pour un reste d'inflammation, et que l'on voit quelquefois coïncider avec des adhérences ?

La fausse interprétation des auteurs venait évidemment de ce qu'ils n'avaient pas su remonter à la cause de ce phénomène, si bien observé et si bien décrit dans ces derniers temps par MM. P. Dubois, Jacquemier, Cruveilhier, en France, et Simpson, en Angleterre. Voici du reste à peu près la théorie que j'ai entendu développer par M. le professeur P. Dubois, à sa clinique d'accouchements : à une époque variable de la grossesse, il se produit une hémorrhagie entre l'utérus et le placenta, ou bien dans le tissu même de cet organe ; c'est ce que M. Cruveilhier désigne sous le nom d'apoplexie placentaire : le sang, qui ne peut s'échapper à l'extérieur, s'étend plus ou moins et forme une sorte de foyer dans lequel s'opère bientôt un véritable travail de résorption ; la partie la plus fluide du sang épanché est reprise par le torrent de la circulation, la matière colorante disparaît, et il ne reste plus que ces caillots fibrineux, blanchâtres, qu'il nous a présentés plusieurs fois.

On a vu la grossesse continuer sa marche malgré cette hémorrhagie partielle, cette apoplexie placentaire, comme on l'appelle;
aussi le caillot fibrineux sera-t-il d'autant moins volumineux et
d'autant plus résistant, que l'hémorrhagie sera plus ancienne, le
travail de résorption continuant toujours; de plus, il pourra avoir
été placé d'abord près de la circonférence du placenta, puis se trouver plus tard assez près du centre de cet organe, qui continue à s'é-
tendre à mesure que la grossesse avance. Souvent aussi, dans ces
cas, l'accouchement se fait avant terme, et le fœtus arrive mort; ou
bien, si la grossesse date de neuf mois, et que l'enfant arrive vivant,
il est chétif et ne présente pas un développement en rapport avec
son âge. L'explication de ce fait est bien simple. On comprend en
effet que, si l'épanchement est tant soit peu considérable, l'héma-
tose utéro-placentaire est plus ou moins troublée et cause par
suite l'arrêt de développement, sinon l'asphyxie et l'expulsion pré-
maturée, du fœtus.

M. P. Dubois se demande à quoi tiennnent ces ruptures vasculaires; il présume qu'ils tiennent à certaines prédispositions parti-
culières, car on les voit souvent survenir chez les mêmes femmes
et à la même époque de la grossesse.

Telle est la nature et tel est le mode de formation de ces
noyaux fibrineux, de ces prétendues plaques inflammatoires que
l'on rencontre souvent dans le placenta. Il peut sans doute exis-
ter des cas où des adhérences ont pu coïncider avec elles; mais
prétendre qu'elles en sont la cause, cela n'est rien moins que
démontré, et l'on en trouve sans qu'il existe pour cela aucune
adhérence. Ainsi, dans les trois cas que j'ai observés à la Clinique, le délivrance se fit naturellement et sans obstacles.

Terminons ce long paragraphe d'étiologie en répétant encore
une fois que rien n'est plus obscur que les causes des adhérences
morbides du délivre; mais il faut espérer que la science, qui a
su déjà tant de fois triompher de tous les obstacles, finira par

nous dévoiler ce que peut avoir d'obscur ce phénomène pathologique.

Diagnostic. — Suivant Desormeaux, rien ne serait plus simple que
de reconnaître les adhérences placentaires, et l'on pourrait, suivant
lui, en établir presque toujours l'existence d'une manière infaillible.
Nous pensons, avec la plupart des accoucheurs et avec M. Velpeau,
que l'on est en droit de soupçonner, mais non d'affirmer une adhérence morbide, quand, malgré des contractions répétées, malgré la
dureté et la forme globuleuse de l'utérus, on ne sent pas, en portant le doigt à travers le col, que le placenta vient s'y présenter,
bien que des tractions convenables soient exercées sur le cordon.
En même temps, la main placée sur le fond de l'utérus sent, pendant les tractions, que cet organe est entraîné en totalité et en bas,
ou simplement déprimé vers son fond.

Cet accident a pu se confondre avec la contraction spasmodique
de l'orifice utérin dont nous avons parlé et avec l'enkystement du
placenta, qui fera le sujet du prochain paragraphe ; mais l'introduction de la main ne laissera aucun doute.

Pronostic. — Il varie suivant les cas : ainsi il est en général d'autant plus grave que l'adhérence est plus intime et qu'elle se complique d'accidents, tels que convulsions, syncopes, hémorraghie, etc.
C'est même l'adhérence partielle, en apparence la plus simple, qui
demande souvent la plus prompte intervention, parce que c'est elle
aussi qui le plus souvent se complique d'hémorrhagie. L'indication
est pressante, et quand même la perte serait légère, si elle doit
continuer pendant une longue expectation, elle épuisera la malade.

Traitement. — Lorsqu'il survient un accident, tous les auteurs sont
d'accord et reconnaissent la nécessité d'intervenir de suite et d'introduire la main dans l'utérus. Mais en sera-t-il de même en cas
d'adhérence simple ? C'est là que les auteurs sont d'opinions tout à

fait différentes. Chaque camp présente des noms également célèbres, des hommes justement estimés pour leur mérite et leur science pratique; de part et d'autre, des noms et des faits.

Nous pensons avec M. le professeur Moreau que quand le placenta ne sort pas et qu'il ne survient pas d'accidents, on peut attendre une heure ou deux ; mais, après ce laps de temps, on doit au moins tenter la délivrance. Si l'on attendait encore, on pourrait voir le col se resserrer, et l'introduction de la main deviendrait beaucoup plus difficile par suite de ce resserrement, et en même temps de l'endolorissement de tout l'organe. Toutefois le conseil de ne pas attendre plus de deux ou trois heures avant d'aller rompre les adhérences, pour éviter les accidents que nous avons mentionnés plus haut, n'implique pas la nécessité d'y renoncer lorsque ce temps est écoulé. M. Jacquemier dit avoir pu introduire la main avec la plus grande facilité sept heures après l'accouchement. Plusieurs accoucheurs ont pu, sans trop de difficultés, aller détruire des adhérences du placenta douze, quinze et même vingt-quatre heures après l'expulsion du fœtus ; j'ai été moi-même témoin d'un cas de ce genre.

M. Moreau a publié l'observation suivante, pour montrer la possibilité d'introduire la main bien plus longtemps encore après l'accouchement : c'était la femme d'un médecin ; l'accouchement avait été heureux, mais la délivrance ne se faisait pas. Trois jours se passèrent sans accident, puis survint une hémorrhagie légère mais continue; le septième jour, la face pâlissait, il y avait de la faiblesse, le sang exhalait une mauvaise odeur. On ne fit que des remèdes insignifiants. M. Moreau, mandé le huitième jour, trouva la femme décolorée, le pouls faible et fréquent, le ventre douloureux, et l'écoulement lochial infect; le cordon pendait encore à la vulve, et l'utérus était rétracté. Sans se dissimuler la gravité du cas, il procéda néanmoins à l'extraction, qui se fit sans trop de peine. La partie adhérente, qui occupait les deux tiers du placenta environ, était fraîche comme à la suite de l'accouchement, mais la partie libre était putréfiée. Malgré ce secours, la malade succomba trente heures après.

« Ayant eu, ajoute le même professeur, cet exemple sous les yeux au commencement de notre pratique, nous n'avons jamais hésité depuis à pratiquer la délivrance artificielle dans les cas analogues. »

Avant d'en venir à l'extraction directe, voici quelques moyens que l'on devra peut-être mettre en œuvre. M. le Dr Mojon, de Gênes, a préconisé, dans ces derniers temps, les injections d'eau froide pure ou acidulée avec du vinaigre dans la veine ombilicale. On pousse une injection de deux à trois cents grammes, et si la première ne réussit pas, on peut recommencer, en ayant soin de faire sortir, au moyen de pressions sur le cordon, l'eau précédemment introduite. L'observation ne prouve pas que l'efficacité de cette injection soit constante; bien plus, un cas cité par M. Moreau donnerait à penser que l'innocuité n'est peut-être pas certaine; il faut ajouter toutefois que, dans le cas dont il s'agit, l'injection fut faite avec de l'eau vinaigrée.

Quelques praticiens ont encore conseillé l'ergot de seigle; mais ce moyen, si utile dans d'autres circonstances, paraît ici tout à fait inefficace, et semble même, dans quelques cas, créer de nouvelles difficultés, comme le prouve une observation de M. Moreau. C'est aussi l'opinion de M. le professeur P. Dubois, auquel j'ai entendu dire plusieurs fois qu'ici le seigle peut nuire plus qu'il ne peut aider.

Si le cordon n'est pas rompu, on devra, avant d'arriver au dernier des moyens, voir si l'on peut obtenir quelque résultat de tractions opérées sur lui.

Levret et Baudelocque insistaient beaucoup sur la nécessité d'exercer les tractions perpendiculairement au placenta; aussi recommandaient-ils d'aller d'abord reconnaître le point de la matrice où il s'insérait, afin de savoir dans quel sens faire la poulie de renvoi avec les doigts de la main qui ne tire pas sur le cordon. Dans les cas de placenta en raquette, Levret allait jusqu'à recommander d'aller faire la poulie au fond même de l'utérus, si cela était nécessaire, pour tirer perpendiculairement aux insertions. Si vous tirez en sens

inverse, dit-il, deux feuilles de papier mouillées et appliquées l'une
sur l'autre, vous les déchirerez, mais vous ne les séparerez pas ;
tandis que vous les séparerez aisément, si vous les tirez en les
écartant l'une de l'autre. Il en est de même du placenta, par rapport à l'utérus.

L'application ingénieuse de cette image, hautement approuvée par
Desormeaux et Baudelocque, ne semble pas si juste à MM. P. Dubois et Velpeau, qui la regardent au moins comme inutile. Voici
comment s'exprime ce dernier à ce sujet : « Les auteurs qui font un
semblable raisonnement n'ont pas réfléchi qu'on ne manœuvre pas
dans un espace libre, que le placenta n'est pas seulement plaqué
contre les parois de la matrice, et que ses parois ne sont pas fortement distendues ; ils ont perdu de vue que les doigts ne soutiennent
le cordon qu'au-dessous du col, que le délivre touche les parois de
l'utérus par ses deux faces, et que de quelque manière qu'on s'y
prenne, le cordon ombilical sera toujours parallèle et non perpen-
diculaire au grand diamètre de l'utérus. »

Cette réfutation est on ne peut plus rationnelle, aussi n'avons-
nous rien à ajouter. Nous ne voulons pas dire cependant que les
tractions doivent être exercées sans méthode et sans précautions.
La poulie de renvoi peut même très-bien avoir son but ; mais c'est
moins pour tirer perpendiculairement à la surface du placenta, que
pour tirer suivant l'axe longitudinal de la matrice.

Si l'on éprouvait trop de difficultés, et que le cordon menaçât de
se rompre, il faudrait s'arrêter et ne pas s'exposer à une rupture.
Il convient alors de porter la main dans la cavité utérine. Le cordon, s'il existe, sera le meilleur guide ; mais, s'il a été arraché, il
faut aller directement à la recherche du placenta et tâcher de ne
pas le confondre avec la paroi même de l'utérus. Voici, d'après
Baudelocque, à quels signes on le reconnaîtra : 1° la face interne
du placenta est parsemée de rayons vasculaires très-apparents au
tact ; 2° la femme ne distingue presque pas la présence des doigts

quand on touche sur ce corps ; 3° cette région de la matrice est plus molle, et présente une épaissenr du double, et même du triple des autres endroits, y comprise celle du placenta qui y est attachée.

Une fois le placenta reconnu, on tâche de trouver un point qui ne soit pas adhérent dans son pourtour; on glisse la main sous cette partie, et on opère le décollement en le renversant sur sa face membraneuse. M. P. Dubois préfère dans ce cas saisir à pleine main la partie déjà détachée et exercer des tractions sur elle dans le but de détacher le reste.

Si l'adhérence est générale, on commence d'abord par quelque point de la surface externe des membranes, et on agit comme précédemment quand on arrive au placenta.

Enfin, si le placenta n'est adhérent que par sa circonférence, le plus souvent un épanchement s'est produit au centre; on pourra alors, comme l'indique Baudelocque, perforer le centre, et quand on sera arrivé à la face utérine, se comporter comme dans les autres cas.

Il peut arriver parfois de trouver des adhérences tellement solides, qu'il est impossible de les faire céder. On devra dans ce cas, à l'exemple de Smellie et de Levret, les détruire dans tous les points où cela est possible, emporter tout ce que l'on a pu décoller, puis surveiller le reste. Cette portion, restée dans l'utérus, se sépare le plus souvent d'elle-même après quelques jours, et sort avec des caillots; d'autres fois, elle se décompose et s'échappe avec les lochies. Enfin on l'a vue n'être expulsée qu'après un temps beaucoup plus long, quelquefois même après un nouvel accouchement.

De temps en temps, on introduit le doigt dans le vagin pour voir si rien ne s'engage, et extraire, soit avec les doigts, soit avec une pince, la portion qui se présente. On fait en même temps des injections émollientes et détersives. « Il ne faut pas oublier, du reste, dit M. Velpeau, que ces adhérences sont la conséquence d'une maladie, et qu'après leur destruction forcée, la surface utérine reste dans

un état pathologique plus ou moins inquiétant qu'il faut modifier
et cicatriser le plus vite possible.

6° Chatonnement du placenta.

La rétraction de l'utérus ne s'opère pas toujours uniformément
après l'accouchement; quelquefois elle a lieu à l'endroit même de
l'insertion du placenta, surtout au pourtour de sa circonférence, et
alors, celui-ci se trouve encadré comme un camée dans une bague.
C'est l'enchatonnement de M. Guillemot.

On distingue dans le chatonnement deux formes très-différentes,
qui toutes deux ont reçu des noms particuliers : ce sont le *chatonnement par encadrement* et le *chatonnement par enkystement*.

« On appelle *enchatonnement par enkystement*, dit M. Cazeaux,
celui où le placenta est cerné de tous côtés, et emprisonné tout entier, excepté à l'ouverture d'entrée de la cellule. On nomme *enchatonnement par encadrement* celui dans lequel les parois utérines,
en se rétractant autour de la circonférence du placenta, constituent
autour de ses bords une espèce de bourrelet, qui l'encadre, à peu
près comme la conjonctive boursouflée encadre la cornée dans le
chémosis.

« Ces deux espèces d'enchatonnements peuvent être complets ou
incomplets.

« L'enchatonnement par enkystement est complet quand le placenta
est en entier renfermé dans la cellule, ou l'espèce de kyste formé
par les parois utérines rétractées ; il est incomplet, lorsqu'une portion plus ou moins considérable du placenta déborde l'ouverture
de la cellule,

« L'enchatonnement par encadrement est complet, lorsque le
bourrelet formé par les fibres utérines rétractées encadre toute la
circonférence du placenta ; il est incomplet lorsqu'il n'existe que
sur une partie de la circonférence de cette masse vasculaire. »

L'enchatonnement peut encore revêtir une troisième forme, qui a

été signalée par M. Velpeau, et qu'il désigne sous le nom d'*enchatonnement multiloculaire*. C'est qu'alors, suivant lui, la contraction
porte sur quelques parties peu consistantes, amincies, ou roulées
en cylindre, du placenta, de sorte que l'utérus est comme divisé
en plusieurs cavités qui contiennent chacune une portion du
délivre.

Nous devons aussi, je crois, signaler un point sur lequel insiste
particulièrement M. le professeur P. Dubois, et qui est de la plus
haute importance. Il arrive souvent que la contraction irrégulière
qui retient le placenta s'accompagne d'une grande flaccidité du
reste de l'organe, de sorte que la main, introduite pour remédier à
l'accident, trouve les parties inférieures dans le relâchement le plus
complet. Cet état méritait d'être signalé, car il serait bien possible,
au premier abord, de prendre les saillies d'un utérus inégalement
contracté pour les reliefs du placenta, et par suite, on exposerait
la femme à des manœuvres très-nuisibles.

Les auteurs se sont préoccupés depuis longtemps de la manière
dont se forme cette cavité accidentelle, et sont loin d'être d'accord à
cet égard. Il y a deux cents ans que Peu, qui le premier parla de
cette disposition, la donna comme un vice de conformation de la
matrice. Levret présenta cet accident sous une autre face, et ses
contemporains pensèrent avec lui que l'inertie de la matrice, au
lieu d'insertion du placenta, pouvait, au milieu des contractions de
ce viscère, devenir la cause formelle et occasionnelle de la cellule
qui emprisonnait cet organe. Cette théorie, qui avait renversé celle
de Peu, fut renversée à son tour, quand Baudelocque vint propo-
ser la sienne et l'appuya du prestige de son nom. Il regarde le
chatonnement comme le résultat du resserrement irrégulier de la
matrice sur le corps de l'enfant, quand les eaux sont écoulées. La
portion qui répond au cou du fœtus se resserre plus que le reste,
suivant lui, et après l'expulsion du produit de la conception, ce
cercle doit revenir sur lui-même, et conserver vis-à-vis du reste de
l'utérus le resserrement plus grand qu'il présentait déjà.

Quoiqu'il en soit de ces diverses théories, elles n'expliquent pas d'une manière satisfaisante la formation d'une cellule; abandonnons donc cette question pour aller plus loin.

Le chatonnement peut avoir lieu sur tous les points de la matrice; mais on l'a remarqué bien plus fréquemment sur les parties latérales et supérieures de cet organe, contrairement à l'opinion de Baudelocque, qui prétendait que son siége d'élection était le fond. Il est du reste une cause d'erreur sur l'appréciation du siége du chatonnement que Levret a signalée le premier, et qui doit être rappelée ici; c'est que le fond de la matrice, après l'expulsion du fœtus, en continuant à se contracter, se rapproche de l'orifice et peut paraître de niveau, ou du moins à peu de chose près, avec l'embouchure de la cellule, et faire croire, par ce mouvement de retrait, que le chatonnement a lieu dans le fond de ce viscère.

Le diagnostic de cette disposition ne nous paraît pas d'une excessive difficulté. La main appliquée sur l'hypogastre sentira la matrice contractée, mais divisée en deux par une dépression, ce qui lui donne la forme d'une calebasse. En même temps, par le toucher, on ne trouvera le placenta ni dans le vagin ni sur le col; bien plus, si on porte la main dans l'utérus en suivant le cordon, on ne rencontre point tout d'abord de placenta, mais bientôt on arrive à une petite ouverture arrondie (ouverture du chaton), à travers laquelle le cordon s'engage, et, en faisant pénétrer le doigt par cette ouverture, on s'aperçoit qu'il existe une sorte de kyste renfermant le délivre.

Traitement. — Tant qu'il n'y a pas d'accident, il ne faut rien brusquer, et ne pas trop se hâter d'agir. La matrice, en continuant à se contracter, dilate souvent l'orifice, puis la cavité accidentelle elle-même, pour reprendre sa forme primitive. Afin de rendre les contractions plus régulières et plus efficaces, on fait sur le ventre de l'accouchée de douces frictions; on pourrait même employer la série des antispasmodiques que nous avons indiqués à propos de la contracture du col. Mais, s'il survient un accident tant soit peu grave, ou que la limite raisonnable de l'expectation soit atteinte, il ne faut plus balancer, et opérer de suite la délivrance artificielle ; pour cela, on procédera à la dilatation de l'ouverture du kyste d'une manière progressive, en introduisant, comme dans le resserrement de l'orifice interne, un doigt, puis deux, puis trois, et enfin toute la main. Si le placenta est décollé, ce qui a lieu le plus souvent, on le saisira par un de ses bords, et on l'extraira en entier ; s'il existe des adhérences, on commencera par les détruire, puis on extraira. Au lieu de chercher à dilater l'ouverture du chaton, ce qui est quelquefois fort difficile, M. Dubroca, de Bordeaux, propose de réduire la pulpe du placenta en bouillie, à l'aide d'un doigt introduit dans l'ouverture : c'est la méthode par érosion ; il cite même plusieurs cas de succès.

Une fois le placenta enlevé, il est bon d'extraire les caillots qui se trouvent dans la cavité utérine, et de tenir dilaté l'orifice du chaton, jusqu'à ce que la matrice soit suffisamment revenue sur elle-même.

Si le placenta n'est que partiellement chatonné, en portant le doigt dans l'ouverture du chaton, et en le promenant autour de la portion du placenta étreinte par la circonférence de cette ouverture, on peut faire cesser l'étranglement et dégager la partie chatonnée.

On devra toujours, pour faciliter l'introduction de la main, l'enduire d'un corps gras, et de préférence même, à l'exemple de M. Stoltz, se servir d'une pommade belladonée. Inutile d'ajouter qu'il faudra, comme toujours, fixer le fond de l'utérus, au moyen de l'autre main placée sur l'hypogastre.

SECONDE PARTIE.

DE L'ABSORPTION DU PLACENTA ET DE SA RÉSORPTION PUTRIDE.

Les faits dont nous nous sommes occupé jusqu'ici sont des faits primitifs de la délivrance; ceux dont nous allons dire quelques mots dans cette seconde partie sont désignés par M. Jacquemier sous le nom de *phénomènes consécutifs*. D'après ce même auteur, ils se rapportent à trois chefs principaux, qui sont : l'expulsion tardive du placenta, son absorption et sa résorption putride.

L'expulsion tardive ne nous occupera pas longtemps, c'est un phénomène purement physiologique. On comprend en effet que le placenta se détache à la longue, soit par suite de contractions utérines, soit par suite d'un commencement de fonte putride; il devient corps étranger pour l'organe qui se contracte sur lui, le col s'entr'ouvre, et la masse placentaire, plus ou moins altérée, est expulsée. Malheureusement cela ne se passe pas toujours sans accidents. Le décollement peut se faire très-lentement et exposer la femme à une hémorrhagie qui dure quatre, cinq et même dix jours; d'autres fois, lorsqu'un cotylédon est détaché, il cesse de participer à la circulation des parties adhérentes; après un certain temps, il se sépare du reste, et, si son volume ou la rétraction de l'orifice s'opposent à sa sortie immédiate, il se putréfie, et peut devenir la cause d'accidents bien graves, que nous allons bientôt envisager.

1° ABSORPTION DU PLACENTA.

Nous allons parler d'un fait si extraordinaire, que les premières observations publiées sur ce sujet ne furent accueillies qu'avec une grande réserve. Mme Boivin rejette complétement cette explication; aujourd'hui encore quelques auteurs adoptent ses idées et aiment mieux croire que le placenta, réduit par la dissolution de ses parties molles, et divisé en petits fragments, a été expulsé à l'insu du médecin et de la femme.

C'est un phénomène bien rare sans doute, et l'on ne peut douter que la dernière opinion que nous venons de donner ne s'applique à un certain nombre de faits mal observés ; mais, quand on voit des observations de MM. Naegele, Salomon, Velpeau, Stoltz et P. Dubois, on ne peut plus ne pas croire.

Voici du reste comment s'exprime M. le professeur Velpeau à ce sujet : «Je n'ai jamais vu de cas de résorption du délivre à terme ; cependant on ne peut pas nier les observations d'un homme comme Naegele, et, du reste, dans certains cas d'avortement, je suis convaincu que cela s'est fait. S'il y a loin de là à l'absorption d'un placenta à terme, il est cependant difficile d'en nier la possibilité ; d'ailleurs il existe dans la science des faits aussi extraordinaires, des fœtus réduits à leurs tissus solides et dépourvus de leurs parties molles, dans les cas de grossesses extra-utérines qui se terminent heureusement. »

La disparition du placenta, suivant M. Jacquemier, se ferait d'autant mieux par absorption, qu'il resterait encore adhérent. En effet, l'utérus, continuant à se rétracter, ne lui permet plus d'y puiser les matériaux nécessaires à sa nutrition ; aussi tend-il sans cesse à s'atrophier, et cette atrophie est encore favorisée par la compression qu'exerce le retour de l'utérus sur lui-même. «Dans ce sens, ajoute le même auteur, il y aurait une véritable absorption, et l'on conçoit qu'elle puisse être portée à un tel point, que toutes les parties de l'œuf disparaissent complétement, et si quelques-unes ne disparaissent pas tout à fait, qu'elles puissent y rester presque indéfiniment ou n'être expulsées qu'à la suite d'un nouvel accouchement. »

Ces derniers faits, quoique bien rares sans doute, suffisent peutêtre pour justifier et même pour commander l'abandon de toute tentative violente ; car l'on ne doit pas oublier que les efforts trop

prolongés soit pour introduire la main à travers un orifice rétracté,
soit pour déchirer des adhérences trop intimes , peuvent avoir des
conséquences bien graves, et que les inflammations post-puerpé-
rales , les déchirures même de l'utérus, ont été souvent la suite de
ces décollements forcés.

Quant à formuler une règle absolue, cela n'est pas possible ici.
et c'est, dit M. Cazeaux, à la sagacité et à la prudence du praticien
de poser des limites à son intervention.

2° Résorption putride du placenta.

La décomposition que subissent dans l'utérus le placenta et le sang
coagulé , y crée bientôt un foyer d'infection putride, qui ne pourra
manquer d'agir sur l'économie au centre de laquelle elle est portée
par absorption et par imbibition. L'utérus et le vagin ne sont pas
du reste les seules voies par lesquelles les matières putréfiées sont
absorbées ; quand on néglige, près des femmes qui sont en cet état,
les soins de propreté que nécessite leur position , l'atmosphère de la
chambre où elles se trouvent ne tarde pas à être vicié, et l'infection
s'opère par la voie pulmonaire en même temps que par les autres.
Les personnes mêmes qui, dans ces cas, sont obligées de rester auprès des malades peuvent présenter des phénomènes d'intoxica-
tion, et M. Jacquemier cite le cas d'une sage-femme qui, placée
près d'une nouvelle accouchée affectée de rétention du placenta et
de caillots sanguins, avec complication de résorption putride, présenta elle-même des phénomènes généraux très-intenses dès la première nuit qu'elle coucha dans cette chambre.

Les symptômes de cette infection putride sont : au début, un
frisson très-intense accompagné d'une anxiété et d'une agitation
excessives ; le pouls devient fréquent, précipité ; la peau est sèche
et brûlante ; la face alternativement pâle et colorée, le plus souvent
pâle. Je crois même que l'on peut ajouter que la coloration de la

peau est souvent jaunâtre, terreuse ; c'est ce que j'ai remarqué dans les deux cas qui se sont présentés à mon observation, et je me rappelle que l'on nous donna cette coloration comme un signe de mauvais augure. . La langue est sèche, tantôt blanche, tantôt rouge ; la soif est vive, les douleurs de tête atroces et fréquemment accompagnées d'une sensation de battement dans l'intérieur du crâne ; enfin le délire peut lui-même venir, intermittent d'abord, et bientôt continu. Les voies digestives participent aussi à la maladie générale ; vomituritions d'abord, puis bientôt vomissements abondants, selles fétides et bientôt involontaires. Enfin le pouls s'accélère de plus en plus, devient filiforme ; la faiblesse est excessive, le délire ne cesse plus, et la mort termine cette horrible scène.

La mort peut alors être la conséquence soit de l'espèce d'empoisonnement que cause l'absorption des débris putréfiés du placenta, et l'on ne trouve que les symptômes des fièvres dites autrefois adynamiques, ataxiques ; ou bien, ce qui arrive encore souvent, elle est le résultat de la métro-péritonite qui se déclare à la suite de cet état, qui, du reste, y prédispose : c'est alors que l'on trouvera la sensibilité et le ballonnement du ventre.

Quand la malade succombe à la résorption putride, on trouve les caractères anatomiques de cette affection ; voici ce que j'ai pu constater à l'autopsie d'un des cas dont j'ai parlé précédemment. La malade succomba le quatorzième jour après l'accouchement. L'utérus était encore assez volumineux pour remplir l'excavation pelvienne, et même dépasser de trois travers de doigts le niveau supérieur du pubis ; quelques portions du placenta étaient encore adhérentes à la face interne de cet organe, qui présentait partout une coloration rouge très-foncée et même presque noire dans certains points. La cavité de la matrice présentait en outre quelques caillots sanguins mêlés de pus ; et, en coupant les parois, on rencontrait dans les sinus utérins de petits caillots fibrineux, mélangés aussi de pus, signe incontestable de la phlébite utérine. Du reste, pas de péritonite, et dans les autres organes, rien de particulier à mon

avis. L'interne prétendit voir quelques petits noyaux d'abcès métas-
tatiques dans le foie, mais je me retirai nullement convaincu de ce
qu'il avançait.

Hâtons-nous de dire toutefois que la terminaison n'est pas toujours aussi funeste, et qu'après un certain temps, la portion placentaire qui est retenue peut se détacher tout à coup, être expulsée
en masse, et faire cesser comme par enchantement tous les graves
symptômes auxquels donne lieu la putréfaction.

Le traitement de cet accident est en grande partie local ; il con-
siste à extraire les parties décomposées aussitôt qu'on le peut, à
faire de fréquentes injections dans lesquelles on ajoute de la décoc-
tion de quinquina ou un peu de chlorure de chaux. Après chaque
injection, on aura soin de maintenir les cuisses de la femme rap-
prochées, afin d'empêcher l'air de pénétrer dans les parties internes,
où sa présence activerait encore la putréfaction. Avec cela le lit de
la malade est tenu avec la plus grande propreté, l'air de la chambre
fréquemment renouvelé. Enfin on conseillera en même temps l'usage
de boissons légèrement excitantes, toniques et diurétiques, afin de
faciliter l'élimination par les voies naturelles, surtout si l'on voit
survenir des symptômes typhoïques.

Conclusions.

Après tout ce que nous venons de dire, pourra-t-on formuler un
traitement général pour tous les cas de rétention du délivre ?

Une semblable proposition serait peut-être hasardée ; cependant
nous n'hésitons pas à dire que, s'il fallait pencher d'un côté ou de
l'autre, nous ne balancerions pas longtemps, et que nous choisi-
rions l'extraction à tout prix. Mais mieux vaut, je crois, aujourd'hui
adopter une opinion mixte, et suivre le sage conseil que donnent
Levret, Baudelocque, MM. P. Dubois, Moreau et Velpeau. Craignant
d'exposer la femme à la putréfaction du placenta et aux accidents
de résorption putride qui en sont la suite, ces praticiens recomman-

dent d'avoir recours à tous les moyens d'extraction conciliables avec le salut de la mère, et recommandent l'abandon de toute tentative lorsqu'elle menace de déchirer le col ou d'arracher les fibres utérines.

Ceux qui parlent pour l'expectation se fondent sur ces faits extraordinaires, mais très-rares, de résorption du placenta, sur le fait encore plus étonnant d'un placenta restant intact dans l'organisme, et permettant la conception et le développement d'un nouvel enfant; pour eux, les accidents que l'on voit survenir sont bien plus l'effet de manœuvres intempestives que la présence prolongée du délivre dans la cavité de l'utérus. On cite bien un cas de déchirure par Leroux, de Dijon; Lauverjat parle d'un cas de gangrène de matrice, et Rœderer d'un cas de fibres mises à nu par ces opérations. Ce sont là, en effet, des cas malheureux; mais combien n'aura-t-on pas d'échecs plus nombreux à compter en suivant cette méthode? Il suffit pour cela de consulter les statistiques.

« D'ailleurs, dit M. le professeur Velpeau, et en cela je partage l'avis de Duchâteau, on aurait tort de croire que l'introduction de la main doive être douloureuse et irrite beaucoup la matrice. Est-il raisonnable, en effet, de penser que le frottement modéré des doigts et de douces tractions faites avec la main soient si préjudiciables à un organe qui s'est contracté auparavant sans inconvénient, et pendant plusieurs heures, avec tant de violence? »

Voici, du reste, les statistiques qu'il donne à l'appui de son opinion :

Buk......	Sur 133 femmes délivrées artificiellement.... 6 périrent.
	Sur 35 abandonnées à la nature........... 30 sont mortes.
Riecke...	Sur 568 délivrances artificielles........... 62 cas de mort.
	Sur 32 abandonnées à la nature.......... 29 —

Meissner, sur 118 femmes délivrées artificiellement, dit n'en avoir perdu que 4.

Enfin Ulsamer a calculé que la mort survenait une fois sur 13

quand on délivre artificiellement, et une fois sur 2 dans le cas contraire.

Après de semblables résultats, comment balancer encore?

Terminons en citant l'opinion de M. le professeur P. Dubois ; elle
est peut-être moins tranchée que celle de M. Velpeau, mais elle me
semble cependant pencher encore beaucoup en faveur de l'extraction. J'emprunte ce que je vais dire à la *Gazette des hôpitaux,* qui,
dans son numéro du 22 avril 1854, donne le compte rendu de la
séance tenue le 2 février par la Société de médecine pratique, sous
la présidence de M. P. Dubois lui-même.

Il s'agit d'un cas de rétention du placenta par suite d'adhérences,
lequel cas amène un renversement de la matrice que l'on peut du
reste réduire, et qui se termine heureusement ; à cette occasion,
M. Terrier demande quelle doit être la conduite de l'accoucheur,
quand le placenta est longtemps retenu.

Il n'y a, répond M. P. Dubois, d'indication positive pour pratiquer la délivrance forcée qu'après un certain temps, à moins cependant qu'il ne survienne des accidents graves, tels que syncopes,
hémorrhagie, etc... En thèse générale, on peut attendre une heure,
essayer de délivrer, et si l'on rencontre des obstacles même à l'introduction de la main, sans que cependant il se manifeste d'accident
grave, rien ne s'oppose à ce que l'on attende douze et même vingt-
quatre heures ; mais ce doit être la limite de rigueur.

M. Terrier demande encore si, pendant tout ce temps, le chirur-
gien doit rester près de sa malade ou peut-il l'abandonner momen-
tanément? M. P. Dubois répond par le cas qui a fait tant de bruit
il y a quelques mois, d'un médecin de Montmartre qui, ayant aban-
donné sa malade, fut condamné par les tribunaux. A son avis, ce
médecin n'était pas coupable, puisqu'il n'existait pas d'accident, et
que d'ailleurs il s'était assuré du séjour d'une personne compétente
auprès de la malade.

Le fait malheureux n'en existe pas moins, et devra nous engager à la plus grande circonspection, surtout nous autres praticiens de campagne, qui laissons nos malades entre les mains de gardes ignorantes et éloignées de tout secours éclairé; c'est même là encore une des raisons qui me font puissamment militer en faveur de l'extraction forcée du placenta, aussitôt qu'elle sera possible.

QUESTIONS

SUR

LES DIVERSES BRANCHES DES SCIENCES MÉDICALES.

Physique. — De la force du cœur et de son action sur les liquides qu'il met en mouvement.

Chimie. — Des caractères distinctifs des sels de plomb.

Pharmacie. — Quels sont les vins médicinaux, les teintures alcooliques et acétiques, qui ont l'opium pour base? Établir les rapports et les différences entre ces diverses préparations.

Histoire naturelle. — Comparer entre elles les deux familles des graminées et des cypéracées; indiquer les médicaments fournis par chacune d'elles.

Anatomie. — Des rameaux fournis par le facial pendant son trajet dans le temporal.

Physiologie. — De l'apparence microscopique du sang.

Pathologie interne. — De la couenne dite inflammatoire du sang, et des changements de proportion entre les divers éléments du sang dans les maladies inflammatoires.

Pathologie externe. — Des fractures simultanées des deux os de la jambe.

Pathologie générale. — Des signes fournis par les matières expectorées dans les maladies.

Anatomie pathologique. — Les helminthes intestinaux peuvent-ils perforer le canal digestif?

Accouchements. — De l'épilepsie chez les femmes enceintes.

Thérapeutique. — Les effets d'un médicament peuvent-ils être confondus avec les accidents propres à la maladie?

Médecine opératoire. — De la méthode d'Anel dans le traitement des anévrysmes.

Médecine légale. — Des caractères cadavériques de la mort par le froid.

Hygiène. — Des vapeurs que dégage dans l'air la combustion des matières employées pour l'éclairage.

Vu, bon à imprimer.

P. DUBOIS, Président.

Permis d'imprimer.

Le Recteur de l'Académie de la Seine,

CAYX.